AF315433

La

CHIRURGIE FRANÇAISE

DEPUIS 1870

par

LE Dr H. BARNSBY

DISTRIBUTION DES PRIX

Sous la présidence de M. le Professeur POZZI,
de la Faculté de Médecine de Paris.

DISCOURS

DE

M. le docteur H. BARNSBY,

Professeur de clinique chirurgicale.

« En vérité, Messieurs, si quelqu'un des maîtres chirurgiens de l'Empire : Nélaton, Gosselin, Velpeau ou Denonvilliers, revenait parmi nous et, s'il lui était donné d'assister à une hystérectomie abdominale totale ou à une gastrectomie, par exemple, il serait profondément surpris.

« C'est que la chirurgie a fait, depuis quarante ans, des progrès immenses.

« Auparavant, pendant des siècles et des siècles, elle s'était peu perfectionnée, elle avait comme piétiné sur place, elle était restée dans l'ombre de la médecine toute puissante et dominatrice. Sans doute, de temps en temps, une opération hardie jetait le trouble dans le monde savant, mais, au demeurant, il y avait peu d'Ambroise Paré ou de Dupuytren et la chirurgie semblait toujours dater des pères de la médecine, d'Hippocrate ou de Galien. Au contraire, à la fin du dix-neuvième siècle, à la suite des découvertes de Pasteur, de Lister, la chirurgie a pris son essor et a brillé d'un éclat incomparable.

« Pour bien mesurer le chemin parcouru, depuis quarante ans, il faut, Messieurs, que nous jetions un coup d'œil en arrière.

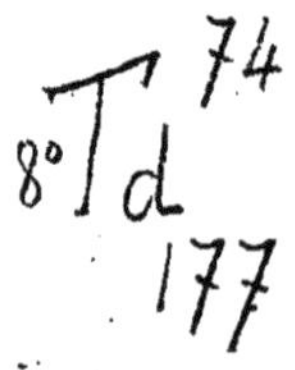

« Nous sommes au moment de la guerre franco-allemande. Les hôpitaux regorgent de blessés ; des ambulances sont installées partout ; l'encombrement est immense, si l'on peut dire, et la mortalité est considérablement élevée. On ampute dans la rue, sur des lits de camp, sur des couvertures pliées en quatre. La scie passe de main en main, impitoyable et meurtrière ; le bistouri qui vient d'ouvrir un abcès, part à la recherche d'un éclat d'obus ; les tringles de rideaux, les canons de fusils servent d'écarteurs ; l'amadou, ramassé dans un coin, sert à tamponner les plaies qui saignent ; la charpie, préparée par des mains adroites mais septiques, recouvre les incisions, et, pour calmer l'inflammation, on recouvre le tout d'une épaisse couche de cérat. Ici, c'est le sparadrap, là c'est l'onguent, plus loin c'est l'eau du ruisseau, souvent c'est le cataplasme de mie de pain ou de farine de graine de lin qui facilitent ou bien mieux qui empêchent la guérison. Aussi est-ce la septicémie, plus meurtrière encore que les balles ennemies, qui règne en maîtresse dans nos hôpitaux.

« Et au lendemain de la guerre, le tableau n'est guère modifié. Que trouvons-nous dans tous les services ? Toujours la gangrène, le phlegmon gazeux, l'infection purulente. C'est le moment où Nélaton peut dire que chaque coup de bistouri est une porte ouverte à la mort.

« Dans les salles, les blessés s'entassent. Couverts de pansements sales et gras, qui répandent une odeur horrible de cataplasme fermenté, ils sont là, les uns sur les autres. Au moindre attouchement, ce sont des plaintes et des lamentations. Ces malheureux, avec leur teint jaune de fiévreux, font peine à voir. Il y a des services où la contagion est telle que l'on doit les licencier ; il y a des chirurgiens qui ont la main si malheureuse qu'ils restent des mois entiers sans opérer ; il y a de telles épidémies d'infection puerpérale que les femmes redoutent d'aller accoucher à l'hôpital.

« Que faisait donc, Messieurs, le chirurgien à cette époque, et dans quel milieu opérait-il ? La grande chirurgie du moment n'était guère que ce que nous appelons aujourd'hui la petite chirurgie : réductions des fractures fermées et des luxations, amputations, débridements des hernies étranglées, trachéotomies, quelques rares trépanations, tel est, en résumé, le bilan des grandes opérations pratiquées à Paris vers 1871.

« Le chirurgien n'opérait pas tous les jours ; il se contentait d'examiner les malades et de faire exécuter les pansements devant lui ; puis une fois par semaine, il pratiquait l'une des grandes interventions déjà nommées et le résultat, hélas, était bien souvent désastreux.

« Les salles d'opération étaient des chambres vastes mais mal aérées, encombrées de chaises, de vitrines remplies d'instruments, de meubles sur lesquels s'entassaient cuvettes et vases ornés de gravures plus ou moins médicales. Au milieu était une table en bois sur laquelle le patient était étendu et endormi. Tout autour s'empilaient les assistants en toilette de ville : vieux praticiens en redingote, externes et internes, vêtus des mêmes vêtements avec lesquels ils allaient pratiquer les autopsies. Tout le monde se pressait dans la salle devenue trop étroite, se bousculait, parlait, touchait le malade, examinait les instruments, apportait la contagion.

« On voyait alors apparaître le chirurgien. Retroussant ses manches, il se lavait rapidement les mains dans la petite cuvette blanche portée par la sœur de service, et s'empressait de les essuyer à la serviette quelconque portée sur le bras. Prenant alors son bistouri, il faisait une incision sur un membre très incomplètement lavé. Les instruments, non désinfectés, et sortis en hâte de la vitrine, passaient de mains en mains avant d'arriver à l'opérateur. Quant aux fils à ligature, fils de lin bien cirés, ils pendaient à la boutonnière des externes. La plaie opératoire était alors recouverte de charpie et, pour que des brins de charpie n'adhèrent point à la plaie, on interposait le linge troué ou fenêtre.

« Dans une manne d'osier, a dit le professeur Quénu, qui a vu tout cela, s'entassait la charpie et Dieu sait de quelle provenance. Sur les armoires, revêtues de marbre, qui ornaient encore le milieu des salles des vieux hôpitaux, s'étalait le pot de cérat, le cérat de Galien, avec sa spatule plantée dedans ; puis la planche sur laquelle on étendait le linge troué. On graissait le linge de cérat, on l'appliquait sur les plaies, puis par-dessus on ajoutait de la charpie, des compresses longuettes et des bandes de toile. Quand les plaies étaient trop douloureuses et trop enflammées, on remplaçait le tout par le pansement ouaté d'Alphonse Guérin que l'on laissait en place sans le changer, pendant quinze ou vingt jours. Les plaies suppuraient abondamment, le pus coulait de tous côtés. L'infection était plus que fréquente. N'a-t-on pas vu, à cette époque, en effet mourir d'érysipèle des patients opérés de fistules anales ou de kystes sébacés. La guérison était chose rare, au contraire, et quelques privilégiés, vigoureux et résistants, arrivaient à triompher des complications.

« Ah ! Messieurs, il faut honorer grandement le courage de ceux qui persistaient à être chirurgiens dans ces conditions défavorables ; et nous comprenons fort bien la renommée éclatante de quelques praticiens d'élite qui, à cette époque, osaient des interventions hardies et surtout les réussissaient.

« Je n'en prendrai comme preuve que les succès de Verneuil, publiés à la Société de chirurgie en 1871 : blessure de l'artère humérale, guérie par la suture ; résection du maxillaire pour ostéo-sarcome avec guérison ; incision de Récamier pour kyste de l'ovaire, marsupialisation de la poche, guérison au cinquième mois.

« Quelques années plus tard, en 1875 ou 1876, il se produit un fait nouveau. L'antisepsie apparaît. Lucas-Championnière a rapporté d'Angleterre le pansement de Lister et il va peu à peu l'imposer au monde chirurgical parisien et français.

« Vous connaissez tous, Messieurs, la théorie de Lister, issue de l'idée pastorienne. Pour Lister « le chirurgien doit voir les « germes dans l'atmosphère comme les oiseaux dans le ciel ». Il doit tout faire pour que ces germes ne se déposent pas partout, sur les mains du chirurgien, sur la surface des objets, sur les pièces de pansement, sur les instruments, sur la plaie elle-même. Aussi faut-il les forcer jusque dans les repaires les plus mystérieux, faut-il les atteindre par le germicide, par le bactéricide par excellence, j'ai nommé l'acide phénique. Et ce sera l'époque de l'acide phénique. Toutes les salles d'hôpitaux, tous les malades auront une odeur caractéristique.

« Qui ne se souvient, parmi ceux de notre génération, de ces opérations, pratiquées sous le brouillard phéniqué, au milieu de ces vapeurs que projetaient de puissants pulvérisateurs et qui suffoquaient les jeunes, dès leur entrée dans la salle d'opération.

« Ah ! c'était l'époque où l'on croyait que l'acide phénique suffisait à tuer tous les germes, et que les mains les plus septiques, plongées dans de l'eau phéniquée à 1 p. 100, devenaient dès lors les plus propres du monde. Aussi quelle débauche d'antisepsie, quelle orgie phéniquée ! Le catgut était conservé dans l'huile phéniquée, les éponges étaient placées en permanence dans une solution forte au vingtième, les instruments, non bouillis, étaient baignés dans cette même solution. Les champs opératoires, la peau du malade, les mains de l'opérateur étaient lavées et

— 5 —

nettoyées, toujours avec cette même solution. La gaze, elle
aussi, était phéniquée et, comme telle, elle pouvait être
maniée par des mains quelconques. Pour faire mieux encore,
on fabriquait avec cette gaze et la fameuse poudre de Lucas-
Championnière, des sachets que l'on appliquait à demeure
sur les plaies opératoires. Il est inutile d'ajouter, Messieurs,
que le flacon contenant cette poudre, restait ouvert à tous
les germes, puisque le contenu était antiseptique. Et le tra-
ditionnel pinceau qui, passant de mains en mains, balayait les
plaies, sous prétexte de les saupoudrer, pinceau que l'externe
ou la sœur replongeait aussitôt dans le flacon ! Nous l'avons
tous connu, nous nous en sommes tous servis. Peu impor-
tait la contagion, la poudre merveilleuse recouvrait la plaie,
elle devait tuer le germe et ne pas en apporter ; chacun était
heureux.

« Comme cela nous paraît déjà loin et cependant c'était hier.
Quelle lutte opiniâtre a dû soutenir à cette époque, le maître
Championnière. Il aimait à raconter dans son service qu'un
professeur de la Faculté, à propos de ses notes publiées sur ses
opérations de cure radicale de hernies, lui déclara un jour qu'on
devrait le faire passer en Cour d'assises.

« L'homme, qui a livré une telle bataille, qui, plus est, a su
triompher, a vraiment mérité la gratitude de tous les chirurgiens.
Avec lui, en effet, un grand pas était fait, un grand progrès était
accompli. Déjà la gangrène se faisait plus rare, les plaies elles-
mêmes suppuraient moins et les réunions par première intention
n'étaient plus mises à l'ordre du jour des salles de garde.

« Le pronostic opératoire va devenir encore meilleur, car, sous
l'influence de Terrier, l'asepsie va naître et préparer le superbe
épanouissement de la chirurgie contemporaine. Cette évolution de
l'antisepsie vers l'asepsie s'est faite peu à peu. La clinique s'est
rapprochée du laboratoire, qui, comme l'a justement fait remarquer
le professeur Terrier, « n'a jamais eu l'idée de traiter les éprouvettes
par des solutions antiseptiques ». On commence à comprendre
que la nécessité de tuer les germes sur la plaie est moindre, si
l'on n'apporte soi-même aucun germe. On affirme que ces infini-
ment petits sont véhiculés, non par l'air, mais bien par les mains
et les objets. L'asepsie se proposera donc, non plus de détruire les
agents infectieux, mais d'empêcher l'arrivée de ces agents, par une
série de précautions minutieuses. Stérilisation par la chaleur de

tout ce qui approche le patient ; savonnage répété à l'eau bouillie
de la peau du malade, des mains du chirurgien ; tels sont les prin-
cipes fondamentaux de l'asepsie idéale, de l'amycose complète des
plaies opératoires.

« Et voici le résultat obtenu, voyez nos salles d'opération
avec leurs murs blancs, faciles à laver à grande eau, voyez
nos tables d'opération, si faciles à désinfecter, nos étuves, nos
autoclaves où se stérilisent instruments, compresses, champs
opératoires, fils de soie ou de lin, crins de Florence, etc. Voyez
comment nous préparons minutieusement nos opérés, souvent
plusieurs jours à l'avance ; examinez les soins d'asepsie que
nous imposons à nos aides et à nous-même, car la propreté du
chirurgien et de ses assistants est la condition *sine qua non* de la
réussite opératoire.

« Et c'est en prenant ces précautions fondamentales, indispen-
sables, que la chirurgie a su faire des progrès si étonnants et si
remarquables, qu'elle a pu accomplir des prodiges. C'est pour cela
que nous avons pu tenter des opérations si hardies et si belles,
c'est parce que nous étions aussi sûrs que possible du résultat,
parce que nous savions que la parole de Nélaton n'était plus qu'un
vain mot.

« En effet, voyez, Messieurs, combien le domaine de la chirurgie
s'est étendu. Tout d'abord le diagnostic chirurgical est plus sûr,
grâce à une connaissance plus approfondie de l'Anatomie et de la
Pathologie générale, grâce aux moyens d'investigation plus scien-
tifiques :

« Radioscopie et radiographie ;

« Examen par éclairage artificiel du larynx, des bronches, de
l'œsophage, du rectum ;

« Cystoscopie, séparation vésicale des urines ;

« Examen du liquide céphalo-rachidien par ponction lom-
baire, etc.

« L'anesthésie, elle aussi, a fait un bond en avant, si on peut dire.
Aujourd'hui chacun adopte le chloroformisateur de carrière. C'est
grâce à lui que l'on obtient ce nouvel élément de succès : l'anesthésie parfaite, qui permet au chirurgien d'opérer vite, en toute
quiétude, et de réduire au minimum le choc opératoire. D'autre part,
on a su obvier aux dangers du chloroforme par l'inhalation con-
comitante d'oxygène. La rachicocaïnisation, les injections traçantes
de cocaïne ou de stovaïne pour les petites interventions sont autant

de perfectionnements qui nous aident dans la voie du succès.

« La technique chirurgicale s'est, elle aussi, profondément modifiée, elle est nette et précise, grâce à des publications illustrées, des dessins, des schémas de plus en plus nombreux, grâce aux perfectionnements des études anatomiques et aux exercices de médecine opératoire.

« Et il est ici un homme, Messieurs, auquel nous devons rendre hommage : j'ai nommé Farabeuf. Par son enseignement si clair, par son livre merveilleux, il a maintenu la Chirurgie française dans sa tradition, il a développé sa caractéristique propre qui est une supériorité : la précision de l'acte opératoire basé sur l'anatomie. Il n'est pas un chirurgien de France, âgé de moins d'un demi-siècle qui ne lui doive quelque chose. Nous tous, chirurgiens français, a dit le professeur Delbet, sommes au point de vue de la technique opératoire, des émanations de Farabeuf.

« Et c'est ainsi que grâce à l'asepsie, à la simplification de la technique, la chirurgie a pris son essor.

« Il est une branche, Messieurs, qui compte à son actif de magnifiques succès, je veux parler de la gynécologie. Elle ne date pas de très loin. Même après l'introduction du pansement de Lister, toute laparotomie était redoutée des chirurgiens. En dehors des jeunes qu'avait entraînés Lucas-Championnière, Péan était à peu près le seul qui pratiquait couramment les opérations abdominales.

« Les grandes interventions sur l'utérus étaient exceptionnelles. L'hystérotomie abdominale, comme on l'appelait, à cette époque, fut formellement condamnée par l'Académie de Médecine, à la suite du rapport de Demarquay, présenté sur les travaux de Koeberlé et de Péan.

« En 1875, le jury d'agrégation en chirurgie, présidé par le professeur Richet, donna, parmi les sujets de thèse, celui-ci : *De la valeur de l'hystérotomie dans le traitement des corps fibreux de l'utérus.*

« Cette thèse fut précisément, Messieurs, celle du professeur Pozzi, qui a bien voulu accepter aujourd'hui la présidence de notre séance de rentrée. Ce professeur, Messieurs, est mon maître. Alors qu'au lendemain du concours d'internat, j'errais dans les hôpitaux, seul, isolé, sans cet appui si précieux du chef qui guide vos premiers pas, le professeur Pozzi m'a recueilli, m'a adopté. Il a joué un rôle décisif dans ma carrière chirurgicale, et je suis heureux de pouvoir lui témoigner publiquement ma grande reconnaissance.

« Eh bien, Messieurs, ce maître de la Gynécologie, auquel nous devons un traité unique, qui, traduit dans sept langues, ne compte plus ses éditions et a porté aux limites du monde l'enseignement de la vraie gynécologie ; ce grand chef d'école de l'hôpital Broca crut pouvoir émettre à cette époque, en tête de ses conclusions, l'affirmation suivante qui paraissait encore très audacieuse en 1875 : « L'hystérotomie abdominale est une opération, qui, bien que très grave, est parfaitement justifiée, dans certains cas, et mérite de prendre définitivement rang dans la Chirurgie. »

« Que de progrès avons-nous réalisés, pour cette seule intervention. Nous sommes partis du traitement extra-péritonéal du pédicule de Koeberlé et de Péan, et nous sommes arrivés peu à peu à l'hystérectomie abdominale sub-totale ou totale. Cette belle opération, faite en bon plan incliné, et terminée par une péritonisation complète des surfaces cruentées, après ligature isolée des vaisseaux, est une de celles que vous me voyez faire chaque jour. Tous nous l'avons adoptée aujourd'hui. Nous la perfectionnons sans cesse et, tous les ans, nos statistiques sont plus belles.

« A côté de cette hystérectomie abdominale totale, dont la technique est si parfaite, que ne faisons-nous pas ? Nous intervenons chaque jour pour des sténoses pyloriques, pour des cancers de l'intestin. La technique des anastomoses viscérales s'est considérablement simplifiée, ce qui a amené d'heureuses modifications dans les résultats des interventions sur le tube digestif. L'hyper-extension du tronc, combinée à une longue incision onduleuse de la paroi (incision en baïonnette), a permis d'avoir, sur la face inférieure du foie et sur les canaux hépatique et cholédoque, un accès qu'on n'avait pas auparavant.

« Les larges craniectomies, les laminectomies étendues, la taille de grands volets thoraciques ont de même permis d'agir avec plus de précision, partant avec plus de sécurité, sur le cerveau, la moelle, le poumon, la plèvre et sur le cœur lui-même qu'on est arrivé à suturer.

« Dans ces derniers temps, on a même tenté de guérir opératoirement les symphyses péricardiques et l'on n'a pas hésité à enlever des tumeurs de l'hypophyse pour guérir une maladie, décrite sous le nom d'acromégalie.

« En 1821, Boyer disait : « La chirurgie a fait, de nos jours, les plus grands progrès et semble avoir atteint, ou peu s'en faut, le plus haut degré de perfectionnement dont elle paraisse susceptible. »

« Or, Messieurs, le chemin parcouru depuis est grand. Peut-être dans quelques années, de nouveaux sérums, l'emploi judicieux de traitements électriques ou d'agents nouveaux, tel que le radium, enlèveront-ils au chirurgien une partie de sa tâche ? La chose est possible, mais il faut avoir confiance dans l'avenir et se dire chaque jour : « Plus tard, nous ferons mieux encore. »

« N'entendions-nous pas, il y a quelques mois, le docteur Carrel, chirurgien français, actuellement un des directeurs de l'institut Rockfeller de New-York, nous parler, à l'hôpital Beaujon, des rapiècements d'artères faits sur des chiens. Une aorte abdominale, nous dit-il, fut coupée et rapiécée avec un morceau de péritoine prélevé sur le même animal et conservé quelques jours dans de la vaseline. La chienne en question continua à se bien porter. Vingt-deux mois après, on fit à l'animal une laparotomie et on constata qu'il n'y avait plus aucune trace de l'opération primitive. Carrel, enhardi par ce premier succès, tenta de remplacer des portions entières de veines ou d'artères par des veines fraîches, prélevées sur d'autres animaux. Puis il tenta des greffes d'organes d'animal à animal. Des transplantations de membres furent, je le crois, osées avec succès sur des chiens.

« Or pourquoi ne pas espérer même que ces transplantations de membres pourront, dans un avenir prochain, être tentées sur l'homme avec des membres provenant d'une amputation, du cadavre d'un individu mort de mort violente, d'un supplicié par exemple ?

« N'est-ce pas la voie ouverte à une nouvelle chirurgie. Croyons donc à l'avenir et ayons foi dans le progrès indéfini.

« Vous le voyez, Messieurs, ce n'est plus l'époque où l'on applaudissait Nélaton, lorsqu'il disait qu'il vaut mieux laisser mourir son malade que de le tuer, où l'on riait aux boutades de Le Fort, de Desprès, de Richet qui ne croyait pas « aux petites bêtes en chirurgie » (c'est-à-dire aux microbes), où l'on acclamait le discours de Verneuil, au congrès de Grenoble en 1885, qu'il terminait par ces mots : « Quand je liquiderai ma situation morale dans la vallée de Josaphat, je compte porter à mon actif les nombreuses opérations que j'ai déconseillées comme inutiles et dangereuses. » Alors le *Primo non nocere* était élevé à la hauteur d'un principe intangible et le moindre praticien faisait de l'esprit aux dépens des interventionnistes.

« Tout cela est changé, profondément, radicalement. Nous savons où nous allons et quand il y a une indication nette, il faut que nous opérions, parce que nous sommes sûrs de notre anatomie, de notre technique, de notre asepsie, de l'asepsie de nos aides, de la science de notre chloroformisateur, parce que nous sommes sûrs de faire du bien à nos malades, de les guérir, de les arracher à la mort.

« Mais avant de finir, je voudrais vous rappeler, Messieurs, qu'il ne suffit pas d'être un virtuose du bistouri, d'être un anatomiste, d'être un aseptique, pour être un vrai chirurgien. Il faut aussi aimer ses malades, il faut les respecter, il faut en avoir pitié. « Tout chirurgien qui aime ses malades leur fait souvent autant de bien par la parole que par le bistouri. S'il sait les réconforter et leur donner confiance il les guérit mieux. Ses collaborateurs, tous ses élèves doivent l'imiter, car c'est à ce prix seulement que le maître s'intéresse à eux, c'est à ce signe qu'il reconnaît infailliblement les bons élèves.

« L'amitié du malade est en effet la meilleure récompense que nous puissions souhaiter, elle prouve la qualité de nos sentiments.

« Comme l'a dit quelque part le professeur Tillaux : « être savant, c'est quelque chose ; être bon, c'est encore mieux ».

www.ingramcontent.com/pod-product-compliance
Ingram Content Group UK Ltd.
Pitfield, Milton Keynes, MK11 3LW, UK
UKHW021724130726
13696UKWH00006B/2526